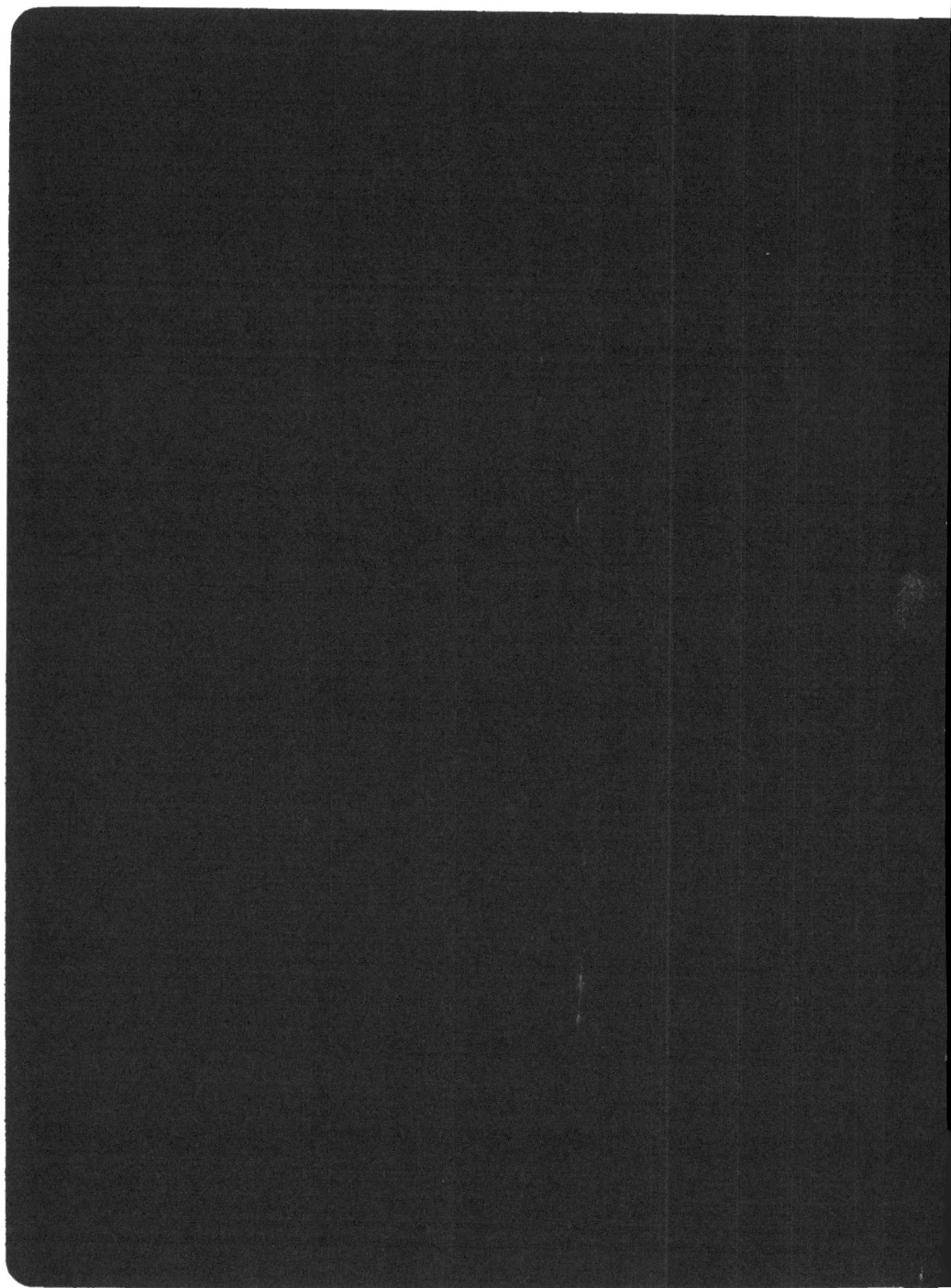

Dr H. BOULLAND

LE

BUREAU MUNICIPAL D'HYGIÈNE

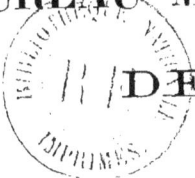

DE LIMOGES

de 1895 à 1906

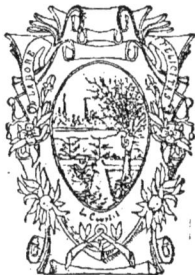

LIMOGES

DUCOURTIEUX & GOUT

IMPRIMEURS-LIBRAIRES DE L'ÉCOLE DE MÉDECINE

7, rue des Arènes, 7

1907

LE

BUREAU MUNICIPAL D'HYGIÈNE

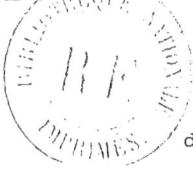

DE LIMOGES

de 1895 à 1906

Le bureau d'hygiène, fondé dans les dernières semaines de 1894, fut créé pour donner une sanction aux mesures d'hygiène prescrites par les règlements sanitaires et surtout à la loi de novembre 1892 concernant la déclaration des maladies contagieuses.

Il existait déjà à Limoges, depuis octobre 1892, une étuve Geneste et Herscher, établie dans les terrains de l'hôpital, et desservant en même temps cet établissement et la ville. Son fonctionnement était peu actif et nécessitait de nombreux compléments pour donner satisfaction aux diverses demandes du public. La plupart des locaux du pavillon sanitaire n'avaient pas de destination spéciale; les objets apportés à l'étuve étaient déposés sur le sol et ceux qui n'étaient pas susceptibles de désinfection par la chaleur ne pouvaient être aseptisés. Le personnel, composé de deux employés seulement, était dépourvu de lavabos et de vestiaires et desservait en même temps le côté infecté et le côté désinfecté. Aucune notice ne mettait le public au courant des précautions à prendre pour l'empaquetage et l'envoi des objets destinés à l'étuve. Enfin, rien n'existait quant à la désinfection à domicile et au transport des malades atteints d'affections contagieuses.

Au premier janvier suivant, toutes ces lacunes, sauf celle des transports par la voiture d'ambulance urbaine, étaient comblées : bientôt le public, mis au courant par les notices qui lui étaient envoyées dans les heures qui suivaient la demande, multipliait ses envois : les objets déposés sur des supports en métal, faciles à désinfecter, étaient aseptisés par les diverses méthodes que pouvait réclamer le corps médical (étuve, formol, soufre, ammoniaque, sublimé, acide phénique, etc.).

Le service du bureau d'hygiène n'a, du reste, jamais imposé une méthode de préférence à une autre et a laissé le public libre de choisir, sous l'inspiration des médecins qui le conseillent, les modes de désinfection les plus variés.

Toutefois, comme dans presque tous les cas, le bureau d'hygiène était laissé libre de faire un choix entre les divers procédés, il était de première urgence de se baser sur les connaisssances acquises à ce sujet avant 1895.

Une étude très complète de la question venait d'être publiée dans la *Revue scientifique* (1), d'après les travaux de MM. Laveran et Vaillard, et conduisait aux conclusions suivantes :

En ce qui concerne les désinfections par les pulvérisations, on remarque que le liquide « se dépose d'ordinaire en gouttelettes qui sèchent rapidement sans agir sur les parties voisines, sans pénétrer au milieu des poussières, sans imprégner les taches de toute espèce... »

« En pulvérisant de l'eau colorée par du bleu de méthylène ou de la fuschine sur du papier blanc placé à différentes distances du pulvérisateur, il est facile de se rendre compte des effets de la pulvérisation. En opérant ainsi avec un pulvérisateur Geneste et Herscher (petit modèle) à la distance de 1m30, on constate que les espaces blancs sur le papier soumis à la pulvérisation sont beaucoup plus considérables que ceux qui ont été colorés par le liquide. Naturellement, les espaces blancs augmentent encore d'étendue si la distance dépasse 1m30. »

« Le grand modèle du pulvérisateur Geneste et Herscher mouille plus que le petit modèle : cela est facile à constater par ce procédé d'expérimentation qui est utile pour l'étude de la pulvérisation à différentes distances et avec différents pulvérisateurs. »

Les expériences ont été faites ainsi sur du plâtre, du badigeon à la chaux, de la peinture à l'huile et du papier de tenture.

« Les microbes choisis ont été les microbes pathogènes dont les désinfectants doivent assurer la destruction ».

Après avoir constaté que les gouttelettes pulvérisées ne recouvrent pas la totalité des surfaces où elles sont projetées et ne pénètrent pas dans les fissures, il restait à apprécier la valeur antiseptique des liquides employés.

(1) « La désinfection des locaux », *Revue scientifique*, 3 novembre 1891.

Il a été ainsi reconnu que « le sublimé à 1 p. 1,000 donne des résultats très médiocres ».

De plus, le sublimé détériore les surfaces métalliques et laisse des taches indélébiles sur les tissus de laine.

Les pulvérisations par l'acide phénique, qui ont l'inconvénient de laisser après elles une odeur des plus désagréables, ont fourni des résultats contradictoires. Dans quelques expériences, « non seulement la bactéridie charbonneuse, mais aussi le bacille pyocanique, le staphylocoque doré et le coli-bacille donnent des cultures ».

Les expériences faites sur le vibrion cholérique, sur le bacille de la tuberculose et sur le vaccin ont conduit à d'aussi mauvais résultats que celles faites avec le sublimé.

En face des résultats négatifs fournis par les pulvérisations, il restait à recourir aux lavages.

Il faut, pour qu'ils donnent des résultats utiles, procéder d'abord au lavage à la solution savonneuse des parois de l'appartement et des meubles, puis au lavage à la solution phéniquée à 5 p. 100 ou au sublimé à 2 p. 1,000 acidulée.

Malheureusement, ces méthodes ne peuvent être pratiquées qu'en causant des détériorations considérables et difficiles à faire accepter par le public.

En face de ces diverses impossibilités, il fallait forcément se rabattre sur la désinfection par les vapeurs antiseptiques. Celles que l'on avait déjà préconisées étaient la sulfuration, dont l'efficacité, comme l'a démontré Dujardin-Beaumetz, est illusoire dans la plupart des cas; les fumigations au formol, alors tout nouvellement employé au moyen de l'appareil de Trillat, et dont les effets ont été souvent contestés.

Pour M. Vallin, la désinfection par ces vapeurs n'est qu'un trompe-l'œil dangereux. Enfin, une circulaire du ministre de l'Intérieur venait, en 1897, mettre en garde les services de désinfection contre l'emploi du formol. En raison de son importance, nous croyons devoir la reproduire intégralement :

« Mon administration, consultée à diverses reprises sur le degré d'efficacité que présenterait l'emploi de l'aldéhyde formique gazeuse dans la pratique de la désinfection publique, a saisi de la question le Comité de direction des services d'hygiène.

» Le Comité a pris connaissance, dans sa séance du 31 mai, des résultats d'une étude spéciale qui a été faite à ce sujet par le Comité de perfectionnement du service municipal de désinfection de la ville de Paris. Cette étude se termine par les conclusions suivantes :

« 1° L'aldéhyde formique gazeuse ne constitue qu'un désinfectant de surface. Il ne peut pénétrer les objets qu'avec difficulté, à des doses élevées et pendant un temps qui n'ont pas encore été scientifiquement ni pratiquement définis ;

» 2° Dans ces conditions de mode d'emploi, de durée et de dose indiquées et mises en pratique par les sociétés dont les procédés ont été expérimentés jusqu'ici par le Comité, la désinfection est insuffisante, partant inefficace ;

» 3° Il n'y a pas lieu, pour le moment, d'appliquer ces procédés dans le service municipal de désinfection de la ville de Paris. »

Le Comité de direction des services de l'hygiène a émis un avis conforme à ces conclusions, en exprimant le vœu qu'elles fussent communiquées à titre de renseignements aux administrations intéressées.

Pour MM. Badia et N. Greco les vapeurs de formol, les vapeurs nitreuses, les gaz sulfureux ne donnent que des résultats imparfaits pour la désinfection des livres (*Revue scientifique*, 13 juillet 1907).

Le bureau d'hygiène n'a pas cru toutefois devoir éliminer complètement le formol du service de désinfection, dans le cas où le corps médical en réclamerait l'emploi.

De plus, comme il résultait de plusieurs expériences que le formol devait, pour agir, être employé dans un espace restreint, absolument clos et pendant un temps prolongé, il a été établi au pavillon sanitaire une cloche métallique d'un mètre cube de capacité dont les bords trempent dans une gouttière garnie d'eau et dans laquelle on fait séjourner pendant vingt-quatre heures les objets qu'on n'a pas pu désinfecter par la chaleur. Cette cloche sert aussi à la désinfection par les vapeurs d'ammoniaque.

Un autre mode de désinfection, celui qui emploie les évaporations de vapeur nitreuse, méritait aussi qu'on s'y arrêtât : le sulfate de nitrosyle détériore les couleurs et est d'un emploi dangereux pour les personnes qui le manipulent. L'acide nitreux, également à cause de son action irritante, est d'un usage difficile et nécessite pour son dégagement « des appareils spéciaux dans chaque local à désinfecter » (1).

Restait l'éther nitreux dont l'emploi était moins pratique qu'on n'aurait pu le supposer tout d'abord. On ne peut, du reste, sur cette question,

(1) Ed. Peyrusson, *Désinfection des chambres de malades*, 1897.

faire mieux que de reproduire l'opinion de M. Edouard Peyrusson (1) :
« L'éther nitreux à l'état de pureté est très difficile à obtenir et à
conserver et d'un prix de revient considérable ». D'après M. Vallin (2) :
« L'éther nitreux est un corps connu seulement des chimistes, d'une
préparation dangereuse et difficile, très volatil (il bout à 18°) et qui par
conséquent ne peut être utilisé dans la pratique de l'hygiène à l'état de
pureté ».

Le bureau d'hygiène en face des multiples obstacles apportés au choix
d'un désinfectant pour les locaux contaminés crut devoir tenir compte
d'une communication qui avait été hautement appréciée par les membres
du Congrès d'hygiène tenu en 1894 à Budapesth, communication faite par
le Dr Von Rigler, qui avait multiplié ses expériences dans son institut
bactériologique et dans des locaux contaminés. La méthode de Von
Rigler consistait dans l'emploi des vapeurs ammoniacales, dont il avait
déjà signalé le pouvoir antiseptique en 1893, par un mémoire inséré dans
le *Centralblat fur Backtériologie.*

Après avoir constaté par des essais préliminaires en vase clos, sous
une cloche de verre, l'action nettement bactéricide de vapeurs d'ammoniaque, Von Rigler expérimenta dans une chambre de l'Institut
d'hygiène cubant près de cent mètres cubes. En divers points du local il
disposa des fils de lin imprégnés de cultures bactériennes : vibrion
cholérique, bacille typhoïdique, bacille de la diphtérie, bactéridie
charbonneuse avec ou sans spores.

Un kilogramme d'ammoniaque à 30 p. 100 fut mis à évaporer par une
température de 18 à 20°. Les portes et fenêtres furent fermées sans obtu-
ration des joints. Déjà après une heure l'odeur ammoniacale était forte ;
cependant après six et huit heures, on put encore pénétrer dans la pièce
et y respirer quelques instants. On y préleva les fils d'épreuve que l'on
retira à des moments différents de l'opération.

Les résultats furent les suivants :

Tous les fils librement exposés à l'action des vapeurs ammoniacales
sont vigoureusement stérilisés en un laps de temps variable de deux à
quatre heures : le vibrion cholérique et le bacille typhoïdique, après
deux heures ; le charbon sporulé ou non, après trois heures ; le bacille
diphtérique après trois heures.

Tous les fils enfermés dans un pli de linge sont également stérilisés

(1) Ed. Peyrusson *Assainissement des chambres des malades,* 15 novembre 1897.
(2) Vallin, *Traité des désinfectants.*

après un temps d'exposition à peine plus long : deux à quatre heures lorsque le linge est sec, quatre à huit heures lorsqu'il est humide.

Ces résultats si concluants n'auraient pas encore décidé le bureau d'hygiène à faire choix du procédé de Von Rigler s'il ne l'avait soumis auparavant à l'approbation de tout le corps médical de Limoges, soit par communications verbales, soit par l'envoi des notices où l'ammoniaque était préconisée comme désinfectant.

Le conseil d'hygiène reçut également des exemplaires de ces imprimés. Or, nulle objection, nulle protestation ne se produisit.

Depuis douze ans cette méthode a été appliquée sans addition d'aucun autre moyen d'antisepsie, soit aux locaux scolaires ou hospitaliers, soit aux domiciles particuliers, avec un succès qui ne s'est jamais démenti. Plusieurs médecins de la ville et du département (1) en on fait usage pour leur compte personnel. Dans aucune circonstance on n'a signalé le retour d'un cas de maladie contagieuse dans un des locaux désinfectés par l'ammoniaque. La voiture d'ambulance urbaine qui transporte des érysipèles et autres affections qu'il est dangereux de mettre au voisinage de cas chirurgicaux, sert aussi au transport des malades qui vont subir des opérations. Or, depuis plusieurs années, grâce à la désinfection par l'ammoniaque, jamais un cas de contagion ne s'est produit par l'intermédiaire de cette voiture.

Après trois ans de résultats immuablement favorables obtenus par le bureau d'hygiène, M. le médecin-major Arnaud appliqua à son tour cette méthode « dans les diverses salles d'isolement d'un hôpital où se succèdent des malades atteints d'affections parfois différentes. Dix essais de désinfection ont été faits à des intervalles plus ou moins éloignés, de février à décembre 1897. Deux salles de contagieux ayant abrité successivement les malades les plus divers : érysipélateux, scarlatineux, diphtériques, etc., ont été désinfectées. L'une cubant 150 mètres cubes, recevait 1,500 grammes d'ammoniaque liquide saturée ; l'autre, d'un volume de 59 mètres cubes, en recevait 600 grammes. Grâce à ce mode de désinfection, on n'a jamais observé de cas de transmission intérieure dans ces locaux (2). »

Le bureau d'hygiène eut dès le début de l'emploi de cette méthode à désinfecter un local scolaire de dimension considérable, la salle de travail

(1) Tout récemment encore, M. le Dr Marquet, de Rochechouart, exposait au Conseil d'hygiène de Limoges les résultats remarquables qu'il avait obtenus de cette méthode dans une épidémie de diphtérie.

(2) ARNAUD, *Etude générale sur l'assainissement des établissements collectifs*. Paris. 1900.

de l'école de commerce et d'industrie dont la capacité était de trois mille mètres cubes. Depuis plusieurs années, les cas de scarlatine dont plusieurs mortels s'y succédaient et avaient résisté à tous les modes de désinfection. Une évaporation d'ammoniaque de huit heures de durée empêcha le retour de la contagion. Peu de temps après un cas de scarlatine s'étant déclaré dans un local attenant à l'école et communiquant avec elle, il n'y eut aucune propagation parmi les élèves. Il semble en effet que les parois des locaux ainsi désinfectés laissent encore pendant quelques jours émaner des vapeurs ammoniacales, surtout au moment des changements de pression barométrique.

La désinfection par l'ammoniaque a de plus l'avantage de se faire économiquement, sans risque d'incendie, et dans un laps de temps assez court pour supprimer toute difficulté dans le cas où on doit appliquer ce procédé dans un local qui ne peut être déshabité que quelques heures.

Parmi beaucoup d'autres, on peut citer l'exemple suivant :

Dans une des rues les plus étroites de Limoges, la rue Jauvion, et dans une chambre qui donnait abri à sept personnes, pourvues de deux lits seulement, un cas de diphtérie se déclara. Le père et la mère restèrent auprès de l'enfant malade pendant que les autres enfants étaient recueillis par les voisins. Après le décès du diphtérique, le bureau d'hygiène reçut une demande de désinfection avec la condition que le local devrait être libre pour les heures de repas et de sommeil.

Afin de remplir ces conditions, on dût procéder ainsi :

Au moment du départ des parents pour leur atelier, à six heures du matin, la voiture servant au transport des objets contaminés conduisait à l'étuve les literies et les vêtements qui devaient être aseptisés.

A dix heures et demie, les personnes occupant cette chambre revenaient déjeuner et laissaient le local libre de onze heures du matin à sept heures du soir. Pendant ces huit heures, la désinfection à l'ammoniaque fut pratiquée. De sept heures à sept heures et demie, les objets désinfectés à l'étuve furent réémménagés et l'aération fut suffisamment complète pour permettre aux habitants du logement de prendre leur repas du soir avec leurs quatre enfants et de pouvoir y dormir sans éprouver aucun malaise. Inutile de dire qu'aucun retour de diphtérie ne se se produisit dans ce local.

Ne peut-on pas aussi apporter comme appoint aux succès de l'ammoniaque les faits suivants ?

Depuis quelque temps, on remarque que les divers procédés de désinfection par le formol sont combinés avec des évaporations d'ammoniaque et que, dans les expériences faites pour constater l'action du formol sur des cultures, on ajoute une certaine quantité d'ammoniaque liquide sur les ensemencements dont on constate ensuite la stérilité.

Il n'est attribué dans ces cas-là, à l'ammoniaque, qu'un rôle effacé comme désinfectant ou neutralisant du formol.

On peut se demander toutefois si dans ces faits l'ammoniaque doit être reléguée à un rang aussi secondaire et si elle n'apporte pas un appoint important aux succès constatés de ces désinfections.

Il ne sera pas inutile de relater ici dans quelles conditions cette association du formol et de l'ammoniaque s'effectue :

« Un certain nombre de fragments (imprégnés de cultures microbiennes), ont été avant l'ensemencement lavés dans l'eau ammoniacale stérilisée (1).

» Nous avons lavé des échantillons du même genre dans de l'eau ammoniacale (dix gouttes pour un litre) avant de les ensemencer dans les milieux nutritifs (2).

» On peut par quelques fumigations ammoniacales, suivies d'exposition à l'air, faire disparaître l'odeur piquante spéciale qui reste dans les locaux et sur les objets qui ont été désinfectés au trioxyméthylène » (3).

M. Fournier *a reconnu que pour obtenir une pénétration absolue* (de la formacétone), *il est indispensable de recourir à l'adjonction d'une certaine quantité d'ammoniaque* (4).

Dans les expériences faites avec l'appareil de Lingner, après une fumigation de formol faite dans une pièce de 60 mètres cubes on a vaporisé 750 centimètres cubes de solution commerciale d'ammoniaque.

Après l'emploi du formogène de Trillat on vaporise 500 centimètres cubes de solution ammoniacale.

C'est sur l'ensemble de ces faits que le service sanitaire s'est basé pour adopter et maintenir comme désinfectant les vapeurs d'ammoniaque (5).

Le bureau d'hygiène, tout en complétant les installations du pavillon de l'étuve et en organisant le service de désinfection, a assuré la distribution régulière de tubes de vaccin à la maternité de l'hôpital, aux crèches, au bureau de bienfaisance, qui reçoit aussi du sérum antidiphtérique toutes les fois qu'il en fait la demande. Lors de la dernière épidémie

---

(1) H. Meunier, *Désinfection des salles de malades par la vapeur de formaldéhyde*, 1900.

(2) Bosc, *Essais de désinfection par les vapeurs de formaldéhyde*, 1896.

(3) Gautier, *Rapport sur la fumigation*, 1901.

(4) E. Fournier, *Procédés et appareils de désinfection par la formacétone*, 1902.

(5) Dans d'autres villes, Ajaccio, La Bourboule, Royat, encouragées par l'exemple de Limoges, on a employé avec succès la désinfection par l'ammoniaque.

de variole, le bureau a procédé par lui-même à plus de cinq cents vaccinations et a distribué des tubes aux écoles communales pour la vaccination de cinq mille élèves.

Depuis 1897, une voiture d'ambulance urbaine évite le transport des maladies contagieuses par les voitures de place.

Le véhicule, qui a l'aspect d'un grand omnibus, ne porte à l'extérieur aucun signe apparent pouvant en faire connaître la destination, afin d'éviter les rassemblements de curieux devant les domiciles où il s'arrête.

Les parois intérieures, à angles arrondis, sont constituées par des feuilles de zinc. Les vasistas sont garnis d'une double vitre fixe contenant dans son intervalle un rideau d'amiante qui permet au jour de pénétrer dans l'intérieur et soustrait les malades aux regards des passants. Les vitres intérieures sont de couleur violette, nuance qui a été reconnue défavorable aux germes microbiens.

La voiture contient deux civières servant à volonté de lits ou de banquettes et sont séparées par un intervalle suffisant pour livrer passage aux brancardiers. Ceux-ci ont comme siège deux strapontins adossés l'un au vasistas situé derrière le cocher, l'autre à la portière. Celle-ci, en se fermant, maintient par son strapontin l'écartement des civières pendant le trajet.

Ces couchettes peuvent être sorties de la voiture et servent à transporter les malades de leur chambre à ce véhicule. Elles y sont introduites au moyen d'un plan incliné formé de rails qui rentrent sous le plancher de la voiture en dehors du moment de la manœuvre.

Le plafond de la voiture est assez élevé pour qu'il soit possible de s'y maintenir debout et d'y évoluer aisément si une intervention chirurgicale doit avoir lieu dans le trajet. A cet effet, il existe aussi au-dessous du siège du cocher un espace communiquant avec l'intérieur du véhicule et destiné à contenir une caisse de secours munie des remèdes et des instruments de première urgence. L'éclairage de la voiture est assuré pendant la nuit au moyen d'ouvertures correspondant aux lanternes situées à l'extérieur.

Des ventilateurs permettent le renouvellement de l'air.

Le service de l'ambulance urbaine devient de plus en plus actif : tandis qu'elle n'avait été réclamée que dix fois au cours de la première année, les demandes sont maintenant de près de cent quarante par an.

Il serait superflu de relater ici l'activité toujours croissante du bureau d'hygiène, le fonctionnement annuel de ce service se trouvant publié dans les comptes rendus administratifs de l'hôtel de ville, dans le *Limousin médical* et dans les rapports au Conseil d'hygiène. Il suffira de dire que les demandes du public non hospitalisé qui en 1895 ne s'élevaient qu'au chiffre de cent seize ont été de cinq cent quatre-vingt-quatre en 1906.

Enfin, depuis 1898, le bureau d'hygiène est chargé de la statistique sanitaire.

Une bibliothèque spéciale contenant ce qui a été publié sur l'hygiène dans la région granitique du plateau central a été fondée par le service sanitaire municipal.

Le bureau d'hygiène a aussi pris part à plusieurs expositions soit à Paris, soit à Limoges et y a envoyé les documents photographiques et graphiques concernant le service et un modèle nouveau de mobilier scolaire.

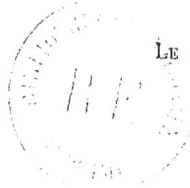

LE BUREAU D'HYGIÈNE.

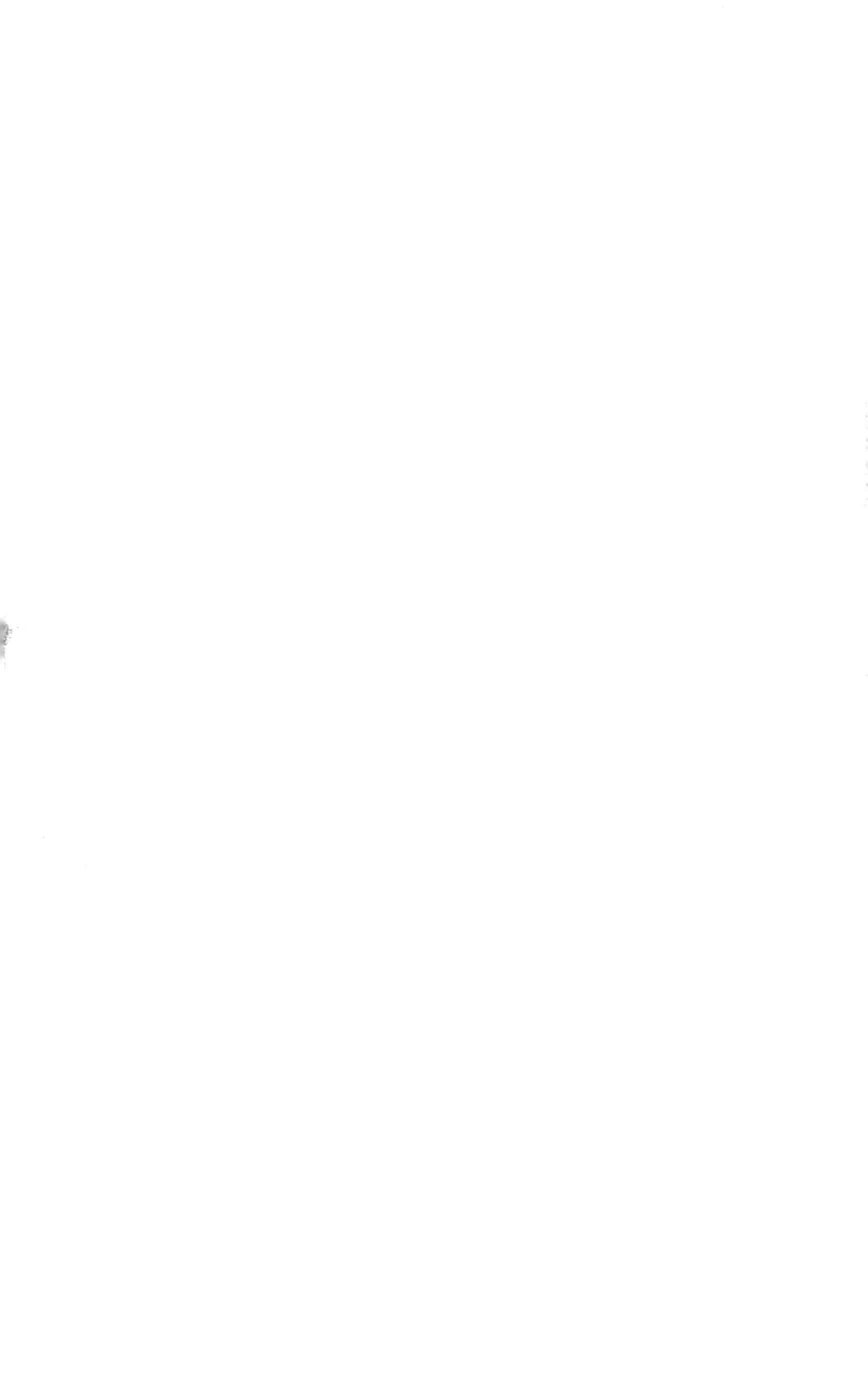